Scoutetten

Te 73

# DE LA

# TRACHÉOTOMIE

dans la période extrême

## DU CROUP,

AVEC UNE OBSERVATION D'OPÉRATION

FAITE AVEC SUCCÈS SUR SA FILLE AGÉE DE SIX SEMAINES,

PAR

## LE D<sup>R</sup> SCOUTETTEN,

Premier Professeur à l'hôpital militaire d'instruction de Strasbourg,
Chevalier de la Légion d'Honneur,
Membre correspondant de l'Académie royale de médecine de Paris, etc.;

### MÉMOIRE

LU A LA SÉANCE DE L'INSTITUT DU 8 JANVIER 1844.

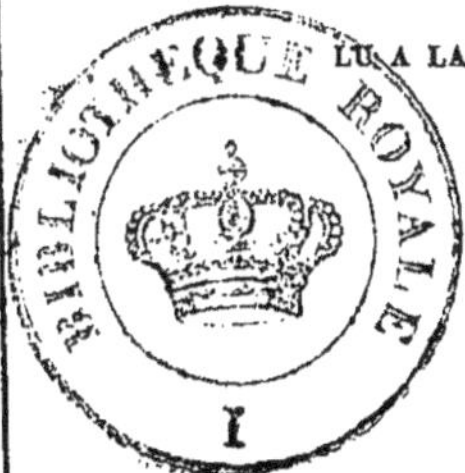


## PARIS,

IMPRIMERIE DE H. FOURNIER,

7 RUE SAINT-BENOIT.

1844

# LA TRACHÉOTOMIE

## DANS

## LA PÉRIODE EXTRÊME DU CROUP.

La marche rapide du croup et les dangers inhé-
rents à cette redoutable maladie ont fait naître depuis longtemps la pensée d'ouvrir la trachée-artère
du malade menacé de suffocation. Je ne rappellerai
point les travaux publiés sur ce sujet ni les succès
obtenus par cette opération. Je veux seulement pré-
senter un exemple de guérison de plus, antérieur
à presque tous ceux connus, et dire publiquement
et avec exactitude les faits qui se rattachent à un
événement qui m'est personnel.

C'est sur ma fille, âgée alors de six semaines,
que j'ai dû, par une nécessité cruelle, porter l'ins-

trument pour chercher à la soustraire à une mort imminente.

Je ne raconterai pas les émotions douloureuses que j'ai dû comprimer afin de ne point faiblir en face du danger : on comprend trop bien la situation d'un père devant son enfant mourant, pour qu'il soit besoin de dire la lutte qui se passe dans son cœur lorsqu'il est obligé de refouler les sentiments les plus vifs pour atteindre au calme de l'opérateur.

L'opération fut faite et suivie de succès : elle eut un grand retentissement, et chacun me jugea d'après ses sentiments, c'est-à-dire de manières fort diverses. Des ouvrages publièrent l'observation sans la connaître, et l'un d'eux (le Dictionnaire de la conversation, art. *Croup*) me prêta un discours ridicule sur la vie et la mort en présence du cadavre de ma fille.

Jusqu'à ce moment, je me suis abstenu de parler; mais je crois nécessaire de livrer enfin à la publicité un fait unique dans la science, car c'est le seul exemple connu d'une observation de trachéotomie faite, à l'occasion du croup, sur un enfant de six semaines; c'est le seul aussi sur lequel on ait observé une série d'accidents aussi redoutables et aussi prolongés.

Cette observation servira probablement à encourager les hommes timides et à montrer les étonnantes ressources de la nature dans le jeune âge.

Sophie Scoutetten, née le 10 décembre 18⸱9, était

un enfant fort, bien constitué, n'offrant aucune particularité, si ce n'est de faire souvent un mouvement de succion qui, dans les premiers jours, faisait supposer, mais à tort, qu'il voulait prendre le sein.

Trois semaines après sa naissance, l'enfant s'éveille à cinq heures du matin, s'agite, porte la tête en arrière, refuse de prendre le sein et fait constamment le mouvement de succion; la respiration est bruyante, les narines un peu sèches, mais il n'y a point de toux. Ces petits accidents se dissipent dans la journée sous l'influence de quelques moyens adoucissants. Trois semaines s'écoulent encore sans trouble dans la santé.

Le 22 janvier 1830, l'enfant avait été lavé dans une chambre chaude, et il était encore nu lorsqu'une personne, venant à entrer, laisse une porte ouverte par laquelle un courant d'air froid se précipite aussitôt dans l'appartement. On ne remarqua aucun effet immédiat; mais la nuit suivante, vers trois heures du matin, l'enfant s'éveille, s'agite, porte la tête en arrière, refuse de prendre le sein, et fait continuellement, avec les lèvres, le mouvement de succion. La peau est chaude, le pouls fréquent (cent vingt pulsations par minute), les yeux sont constamment fermés, le ventre est ballonné, la respiration est bruyante, assez semblable à un ronflement léger; toux rare; mais par intervalle d'une ou de plusieurs heures, la respiration est très-précipitée, et l'air s'échappe de la poitrine en faisant entendre un sifflement.

Tous ces accidents furent d'abord considérés comme n'étant que la répétition de ce qui s'était manifesté vingt jours auparavant, et on se borna à l'emploi des moyens adoucissants les plus simples. La journée du 23 se passe sans modification apparente dans la position de la petite malade; mais à onze heures du soir, elle ouvre les yeux, cesse son mouvement de succion, reprend le sein et sourit. Ce mieux dura deux heures. Ce temps passé, tous les accidents primitifs reparurent; les yeux étaient constamment fermés, et l'assoupissement paraissait profond.

Craignant une complication vers le cerveau, j'appliquai des cataplasmes sinapisés aux mollets; ils n'y restèrent que trois quarts d'heure, et cependant ils déterminèrent des douleurs vives, constatées par les cris de l'enfant, la rougeur et la tension de la peau. Pour combattre les accidents, j'enveloppai les jambes de compresses enduites de cérat mêlé à du laudanum et recouvertes d'autres compresses pliées en plusieurs doubles, trempées dans l'eau froide et fréquemment renouvelées. Les douleurs des jambes se calmèrent, et les autres accidents persistèrent.

L'enfant continuait à refuser le sein, mais il prenait par intervalle, en avalant avec facilité, quelques cuillerées d'eau d'orge édulcorée avec le sirop capillaire. L'haleine, qui la veille avait une odeur fade, devint âcre et fétide. La nuit se passa sans accident; l'enfant eut plusieurs déjections, les unes spontanées, les autres provoquées par des lavements: elles étaient d'une couleur jaune-verdâtre.

La journée du 24 ne paraissant pas annoncer une amélioration dans la position de la petite malade, je provoquai la réunion de plusieurs médecins; je leur exposai avec détails tous les antécédents, et j'insistai particulièrement sur l'intermittence des accidents, la gêne de la respiration, la fétidité de l'haleine et le bruit de l'air au moment de son passage à travers le larynx. Ils furent généralement d'avis que la maladie n'avait rien de sérieux, et que mes craintes étaient exagérées. Cependant ils acceptèrent l'application d'un vésicatoire à la nuque, que je leur proposai comme moyen dérivatif de l'inflammation présumée du larynx. Ce vésicatoire fut placé à deux heures de l'après-midi; à trois heures, l'enfant ouvre les yeux tout-à-coup et fait des efforts pour vomir; après plusieurs secousses, il y eut expulsion de mucosités abondantes, visqueuses et d'un blanc grisâtre. Immédiatement après, un mieux se manifesta, l'enfant sourit et prit le sein. Cette rémission des accidents dura six heures, c'est-à-dire jusqu'à neuf heures du soir; alors revinrent le mouvement de succion, l'occlusion des paupières et le refus de prendre le sein; l'air était expiré avec force, la respiration était haute et gênée; il n'y avait point de toux, mais l'air faisait entendre un petit sifflement en passant à travers le larynx ; l'enfant buvait avec peine à la cuillère, et chaque ingurgitation était suivie d'un état de spasme et de suffocation.

Vers minuit, et au moment où je présentai une cuillerée de boisson, l'agitation reparaît avec force, les paupières s'ouvrent, les yeux sont saillants, injectés et larmoyants, la face se colore, les lèvres et les ailes du nez deviennent bleues, le cou se raidit, la respiration est bruyante, accompagnée, à des intervalles rapprochés, de sons aigus et sifflants.

En présence de tous ces symptômes, je ne doutais plus de l'existence du croup. L'affaiblissement de l'enfant et la gravité des accidents me paraissant contre-indiquer l'application des sangsues, je songeai à provoquer immédiatement le vomissement. Dans ce but, j'introduisis les barbes d'une plume dans le pharynx ; ne réussissant pas, je portai le doigt indicateur dans la gorge, mais je ne parvins qu'à déterminer quelques nausées, à expulser des mucosités et des débris de concrétions albumineuses. Je me décidai alors à administrer le tartre stibié ; mais pendant que s'écoulait le temps nécessaire pour me procurer ce médicament, l'enfant eut trois accès de suffocation qui le jetèrent dans un grand affaissement. L'émétique, à la dose d'un décigramme, fut enfin introduit dans l'estomac, il ne détermina qu'un vomissement très-faible d'eau et de mucosités blanches et un peu écumeuses.

Dès ce moment la mort parut imminente : la face et les lèvres étaient totalement décolorées, les muscles relâchés, la respiration très-faible, le pouls insensible, les extrémités froides. En présence de ce danger, j'applique ma bouche contre celle de mon enfant et j'insuffle avec force un peu d'air dans ses poumons. Après quelques secondes, la vie se ranime, le pouls reparaît, l'enfant entr'ouvre les paupières. Cet heureux changement fut de courte durée, les accidents reparurent avec la cessation des insufflations. Il fallut donc y revenir; mais, remarquant qu'une grande partie de l'air que je poussais se perdait dans la bouche, le pharynx et les fosses nasales, je me déterminai à introduire dans le larynx une sonde de gomme élastique. J'exécutai cette opération en me servant, pour conducteur, de mon doigt indicateur gauche, je parvins ainsi, en insufflant doucement, à faire pénétrer de l'air directement dans les poumons. L'anéantissement de la petite malade était si complet, qu'elle supporta cette manœuvre fatigante et pénible sans faire le moindre mouvement. Mais l'air inspiré, en ramenant la vie, rendait aux organes leur sensibilité. La présence de la sonde irritait le larynx, provoquait la toux, le vomissement, et des spasmes alarmants qui me forcèrent à la retirer. A peine fut-elle enlevée que la respiration se ralentit de nouveau et que je vis reparaître tous les signes de la suffocation et de la mort. Malgré tous les inconvénients de la sonde dans le larynx, je fus contraint de la réintroduire et de la retirer plusieurs fois.

Pendant que je luttais ainsi contre la mort, j'avais envoyé chercher plusieurs de mes confrères : après une heure d'angoisses cruelles, deux accoururent; mais un troisième, sur l'habileté duquel je comptais pour le cas où l'opération de la trachéotomie serait encore possible, était absent et ne devait pas rentrer avant le jour.

A la vue de la petite malade, mes deux confrères furent d'avis que toute ressource était perdue et que l'opération serait complétement inutile. En effet, la peau était froide et les mouvements tumultueux du cœur indiquaient seuls que la vie n'était pas complétement éteinte. Aux instances pressantes qui me furent faites pour m'éloigner de mon enfant qui semblait n'être qu'un cadavre, je répondis : « Si la mort est certaine, l'opération ne peut pas aggraver le mal; si au contraire il n'y a qu'asphyxie sans désordre profond des organes, qui peut prévoir les résultats de l'introduction de l'air dans les poumons ? » J'insistai donc pour que l'opération fût faite immédiatement. Mes confrères, malheureusement, n'avaient pas l'habitude de l'instrument, et ils me déclarèrent avec regret qu'ils ne pouvaient pas se rendre à mes désirs.

Dans cette douloureuse position, l'hésitation devenait mortelle; il fallait agir ou perdre tout espoir, je me résignai, et ma main s'arma du bistouri !...

J'avais atteint la trachée-artère et j'allais l'ouvrir, lorsque M. M..., chargé de constater l'état de la circulation, s'écrie : «Je ne sens plus de battements. » J'abandonne aussitôt l'instrument, j'insuffle de l'air dans les poumons et en peu d'instants la circulation se ranime et le pouls reparaît au bras gauche.

La trachée est enfin ouverte ( ce ne fut pas sans quelques difficultés vaincues tenant principalement à la petitesse des organes d'un enfant de six semaines, et sans doute aussi à mon émotion ). La plaie donne très-peu de sang. L'air se précipite dans la cavité de la poitrine, et presque instantanément, l'enfant ouvre les yeux; bientôt les paupières retombent, la respiration est courte, très-précipitée, la circulation tumultueuse, les battements du pouls impossibles à compter.

Il ne suffisait pas d'avoir ouvert la trachée ; il fallait maintenir l'ouverture béante et introduire une canule. Cet instrument me manquait; ne sachant comment le remplacer, je pris la sonde de gomme élastique que j'avais précédemment introduite dans le larynx et je la plaçai dans la trachée-artère; elle fut poussée bas et presque au niveau de la division des bronches; aussitôt j'insufflai de l'air avec la bouche; l'enfant resta immobile, il paraissait définitivement mort. J'eus alors la pensée de comprimer les parois de la poitrine afin d'imiter le mouvement d'expiration : à l'aide de cette respiration artificielle, semblable au mécanisme du soufflet, je parvins à entretenir une circulation languissante ; mais la poitrine seule paraissait vivre ; les membres étaient sans chaleur, les lèvres et la face décolorées, les pupilles immobiles, la déglutition impossible.

Pour ranimer la circulation générale, j'avais fait envelopper l'enfant de flanelles chaudes, souvent renouvelées ; par intervalles on faisait des frictions sur les membres avec du vin chaud; enfin un vase plein d'eau chaude était tenu constamment aux pieds de la petite malade.

Cette déplorable situation se prolongea depuis cinq heures du matin, moment où l'opération fut faite, jusqu'à sept heures. Après cette lutte de deux heures, pendant laquelle il ne me fut pas possible de suspendre l'insufflation sans voir ralentir la circulation, un mieux se manifesta ; mais il fut encore souvent troublé par l'obstruction de la sonde dans laquelle s'introduisaient des mucosités sanguinolentes qu'il fallait promptement enlever.

La sonde introduite était du n° 6. Sa longueur et son étroitesse étaient des obstacles trop évidents au passage de l'air pour que je ne m'occupasse pas de remplacer cet instrument par un autre mieux approprié à sa destination. Je pris l'extrémité d'une sonde en argent, j'en fis couper l'extrémité qu'on courba à angle droit et à laquelle on souda deux petits anneaux pour fixer les fils destinés à maintenir l'instrument. Il fut placé à dix heures du matin : l'enfant parut immédiatement soulagé ; il ouvrit les yeux, la circulation devint à peu près régulière, et les changements heureux furent si rapides que la petite malade, vers une heure de l'après - midi, prit un instant le sein que lui offrait sa nourrice.

La nuit fut calme ; plusieurs fois la canule fut obstruée par des mucosités que je dus enlever rapidement. La respiration ne se faisait ni par la bouche ni par le nez ; je m'en assurai en plaçant devant ces ouvertures un morceau de papier retenu par les doigts.

Les deux premiers jours qui suivirent l'opération n'offrirent rien d'extraordinaire ; l'enfant buvait avec assez de facilité , mais l'haleine continuant à être fétide, j'introduisis dans la bouche et le pharynx un pinceau trempé dans un collutoire hydrochlorique, afin de détacher les fausses-membranes qui s'y étaient formées et de modifier les parties sousjacentes.

Dans la nuit du troisième jour après l'opération, les accidents de suffocation reparaissent avec une nouvelle force ; j'enlève aussitôt la canule que je croyais oblitérée et qui cependant était à peu près libre, et voyant, après l'avoir replacée, que les accidents continuaient, je pensai qu'ils pouvaient tenir à l'afflux du sang vers les organes respiratoires : j'appliquai deux sangsues à la partie inférieure du cou.

A mesure que le sang coulait, les accidents se calmaient ; il disparurent enfin, et j'arrêtai le sang après un écoulement de deux heures et demie.

Le cinquième jour après l'opération, l'air commence à passer par la bouche et les narines; j'en acquiers la certitude par les oscillations du morceau de papier placé devant ces ouvertures.

A partir de ce moment j'essayai, deux ou trois fois par jour, d'enlever la canule afin de replacer l'enfant dans les conditions normales : je n'y arrivai que lentement et progressivement, les suffocations menaçaient souvent de reparaître ; enfin le dixième jour après l'opération, l'instrument fut enlevé définitivement et la petite plaie rapprochée à l'aide de bandelettes agglutinatives. La plaie marcha rapidement vers la cicatrisation, elle était complète douze jours après l'enlèvement de la canule.

La convalescence semblait s'affermir chaque jour, lorsque, tout à coup, l'enfant redevient inquiet, s'agite et pousse, jour et nuit, des cris presque continuels. Tous les moyens propres à calmer cet état échouèrent ; le sixième jour, après une crise très-violente, du pus s'échappe du conduit auditif droit, et les douleurs s'apaisent. Depuis lors, le calme se rétablit, et la marche ascendante de la convalescence ne fut plus interrompue.

Cet enfant jouit aujourd'hui d'une excellente santé ; le timbre de la voix n'est point altéré et il ne reste, de tant de souffrances et d'accidents redoudables, qu'une cicatrice à la partie moyenne et antérieure du cou.

Depuis cette époque, j'ai été appelé à pratiquer

six fois l'opération de la trachéotomie, quatre fois sur des filles et deux fois sur des garçons : malgré tous les soins que l'expérience et l'étude m'ont inspirés, j'ai eu la douleur de perdre tous ces malades.

www.ingramcontent.com/pod-product-compliance
Lightning Source LLC
LaVergne TN
LVHW011052050726
842519LV00004B/1587